Publicado por Adam Gilbin

@ Stephen Garcia

Dieta Alcalina: Una Guía Completa Para Un Plan

De Dieta Alcalina Para Tener Un Equilibrio

Ácido-base

Todos los derechos reservados

ISBN 978-1-990666-73-5

TABLA DE CONTENIDO

Capítulo 1
Los Beneficios Para La Salud De Una Dieta Alcalina A Largo Plazo

Después de que usted ha decidido cambiar a la dieta alcalina y comenzar su camino en el camino hacia un estilo de vida saludable, o incluso si usted tiene alguna dolencia, entonces esto con suerte beneficiará su camino a la recuperación. Muchas personas pueden perderse el aspecto de la carne de la dieta, pero para equilibrarlo se puede seguir la regla 80/20, esto es 80 por ciento alimentos alcalinos y 20 por ciento alimentos ácidos, lo que da un buen equilibrio y suficientes alimentos alcalinos para mantener su nivel de ph en el rango perfecto y saludable.

Como la dieta alcalina es una estrategia a largo plazo para que tu cuerpo vuelva a estar en equilibrio y mantenerlo al alcance, hay muchos cambios dentro del cuerpo que no veremos, pero todavía cosecharemos los beneficios de. Exponencialmente, cuanto más tiempo permanezca en la dieta, más beneficios puede lograr. Se han realizado estudios y los resultados muestran que las enfermedades y enfermedades son incapaces de sobrevivir en un cuerpo que está en un estado alcalino. Esta teoría ya ha tenido resultados probados que posiblemente pueden lograr mucho más. Personas han declarado que desde que han ido a los greens, ya sea por comer (o la forma más moderna, por jugo) han visto alivios en los problemas de la piel, pérdida de peso e incluso síntomas de depresión.

Algunos solían tener fiebre crónica del heno, pero ahora no usan medicamentos, y algunos afirman que su condición de la diabetes se ha revertido y la circulación en sus extremidades externas es mucho mejor con casi ninguna hinchazón. Más milagrosamente, algunos han hecho declaraciones importantes que afirman que los síntomas del cáncer y las enfermedades del corazón han entrado en reversión, y no han sufrido otros efectos adversos.

Estudios similares han demostrado durante largos períodos, pacientes con dolor de espalda y pérdida de músculo también han visto mejoras, estas dolencias son probables que estén relacionadas con el hecho de que una vez que su cuerpo está en un estado ácido, los nutrientes se lixivian de los huesos durante largos períodos.

Como la mayoría de las dietas después de un par de días, habrá uno o dos efectos secundarios a corto plazo, estos son dolores de cabeza, cansancio, y mareos leves, pero estos son normales y nada que se alarman ya que pasarán rápidamente. A partir de entonces usted comenzará a sentir los beneficios una vez que su cuerpo ha sido desintoxicado, y verá un aumento en los niveles de energía, condición de la piel mejorará y usted tendrá un mejor estado de ánimo también. El estado de ánimo que siente usted y su cantidad de niveles de concentración, también aumentará notablemente.

Es seguro decir que la dieta alcalina es una de las mejores dietas para estar en, no es una dieta de moda como muchos, pero es un paso atrás a cómo la gente solía comer en días pasados, cuando no había un procesamiento industrializado de cultivos de alimentos, no había insecticidas o pesticidas que nos dañaran, como en el mundo moderno de hoy. Y comer una dieta equilibrada de frutas y verduras era sólo una forma natural de vida. Por desgracia, es sólo recientemente nuestro procesamiento de cultivos alimentarios se ha industrializado y ahora estamos empezando a ver los efectos todos los días.

Todos los días vemos informes de personas enfermarse, ser obesas, ser diagnosticadas con diferentes enfermedades, etc., la mayoría de las cuales se reduce a la dieta diaria de la persona promedio, siendo uno de los principales culpables la sal y la acidez a largo plazo. Una vez que usted está en la dieta alcalina, la cantidad de sal procesada también se reducirá en gran medida. Por lo que esto ayudará a limpiar las arterias y ayudar al flujo de sangre alrededor del cuerpo que elimina la tensión del corazón dando así una mejor circulación. Es este flujo sanguíneo mejorado que ahora puede llevar oxígeno eficientemente alrededor del cuerpo y al cerebro, por esta razón, las personas con diabetes verán mejoras (ya que a menudo sufren de mala circulación en sus extremidades externas).

Otro grupo de personas que se ven afectadas por la acidosis son los niños, se ha encontrado que pueden tener una escasez de la hormona de crecimiento, y esto se puede resolver mediante el aumento de los niveles de bicarbonato y citrato de potasio. El concepto 80/20 es necesario ya que estos niveles aumentados ayudarán beneficiosamente a su cuerpo a comenzar a aumentar la producción de la hormona de crecimiento - que a su vez ayuda al niño a crecer naturalmente y libre de muchas enfermedades y enfermedades.

También se ha encontrado mujeres posmenopáusicas también tienen desarrollo limitado de la hormona de crecimiento. Por lo tanto, al aumentar los niveles de bicarbonato de potasio en estas mujeres, esencialmente puede conducirlos a una vida mejorada, postura corporal y mejoras de la memoria.

Si usted no tiene dolencias importantes, y comienza la dieta alcalina sólo para sentirse saludable, o bajar de peso y poner su cuerpo de nuevo en orden, usted notará mayor energía durante todo el día. Se puede dormir mejor, también se ha dicho, el sexo es mejor. Obtendrás una mejor condición de la piel, tu cabello se sentirá más saludable y tu estado de ánimo será más positivo. Es difícil decir lo que sentirá una vez que haya estado en la dieta alcalina a largo plazo si tiene dolencias importantes - como su cuerpo puede tomar mucho más para volver a la pista debido a la gravedad de la dolencia. Esperemos que las mejoras se produzcan rápidamente, y una vez que haya comenzado a superar sus dolencias, usted comenzará a sentir la mejor piel, el mejor sueño, etc.

Al igual que con una gran cantidad de dietas que van y vienen, siempre hay puntos malos y desventajas en su uso a largo plazo, ya que la dieta alcalina es más de una forma de vida, y se puede adaptar a la regla 80/20 (que incluye una ingesta mínima de alimentos ácidos) para que pueda obtener la cantidad correcta de ácidos grasos naturales que su cuerpo requiere. En este sentido, no hay informes importantes de que la dieta alcalina no sea adecuada a largo plazo. Tratarlo como un cambio de estilo de vida, y saber que esto realmente es alcanzable a través de la regla 80/20. Se puede verse y sentirse fantástico, y también se le permite un regalo aquí y allá también. Definitivamente es una elección sostenible, para una vida mejor a través de la nutrición.

Capítulo 2

Plan De Dieta Alcalina

Muchas personas creen que la dieta alcalina, también llamada dieta de cenizas alcalinas, puede ayudarte a perder peso y prevenir problemas de salud como el cáncer y la artritis. La realidad es que cuando comes alimentos como el trigo, carne, y azúcar producen ácido en tu cuerpo. El ácido es nocivo para tu salud; este ácido, cuando se produce en cantidades excesivas, puede causar severos problemas de salud.

Entonces, ¿qué dice la ciencia sobre esta dieta? Seguir una dieta alcalina significa que comerás más frutas y vegetales frescos y menos alimentos procesados, carne, trigo, azúcar, entre otros. Eso es beneficioso para tu salud ya que no solo protegerá tu cuerpo contra enfermedades, sino que también te ayudará a perder peso. la dieta alcalina ganó fama cuando una de esas celebridades, Victoria Beckham en enero del 2013 tuiteó sobre un libro de cocina alcalina.

Qué comidas puedes y no puedes comer

Los alimentos que deberías comer son tofu, habas de soja, semillas, frutas y verduras frescas, algunas nueces, y legumbres. Estos son los mejores alimentos alcalinos que mejoran tu salud.

Sin embargo, los alimentos que debes evitar son huevos, carne, granos, productos lácteos, y alimentos procesados como empacados al vacío y enlatados. estos son alimentos ácidos que son peligrosos para tu salud.

La mayoría de los libros que anuncian alimentos alcalinos también dicen que debes evitar la cafeína y el alcohol ya que son alimentos ácidos también.

Se requiere un alto nivel de esfuerzo

Si escoges la dieta alcalina, debes eliminar muchos alimentos de tu dieta diaria a los que estabas acostumbrado a comer.

Algunas restricciones: Numerosos artículos de comida están prohibidos, tales como café y alcohol.

Compras y cocina: Los artículos de comida necesitados para una dieta alcalina son accesibles en cualquier tienda. Puede que te tome un tiempo aprender a cocinar usando frutas y verduras frescas.

Reuniones personales: **No son requeridos.**

Ejercicio: No es necesario involucrar ejercicios.

¿Permite enlaces y limitaciones?

Vegetarianos: Esta dieta es completamente adecuada para los vegetarianos, pero los productos lácteos están prohibidos.

Dieta libre de gluten: Esta dieta elimina el trigo, pero tienes que chequear las etiquetas de los alimentos antes de comprarlos para asegurarte que no contengan gluten. La dieta alcalina involucra comida libre de gluten.

Además del trigo, la dieta también excluye otros alimentos que causan problemas de salud como maníes, huevos, nueces, leche, pescado, y mariscos. Esta dieta también es adecuada para las personas que evitan el azúcar y la grasa.

¿Sigues una dieta alcalina o ácida?

Cuando sigues una dieta alcalina, tratas de mantener el pH de tu cuerpo entre 6.5, es decir, ligeramente ácido y 7.5, es decir, algo alcalino. Cada alimento que comes tiene algún efecto en el nivel de pH de tu cuerpo. Cuando tu comida se digiere, algunos alimentos dejan subproductos ácidos mientras que otros dejan subproductos alcalinos.

Alimentos que son altos en proteína son huevos, pescado, carne y la mayoría de las legumbres. Legumbres son chícharos y frijoles exceptuando las lentejas que son alcalinas. Café, alcohol, azúcar y la mayoría de los granos, todos estos son alimentos ácidos. Estos alimentos producen acidez por esto deberías evitarlos en cantidades excesivas.

Todas las frutas y verduras frescas, semillas, nueces y especias, estos son alimentos alcalinos. estos alimentos benefician tu salud de distintas maneras.

Nuestros ancestros comieron distintas clases de alimentos naturales. Frutas, nueces, semillas, vegetales, y raíces fueron ingeridas junto con carne de pescado y animal; esta dieta conservó un pH equilibrado en su cuerpo. Pero ahora los regímenes alimenticios de las personas han cambiado con el tiempo. Hoy en día las personas prefieren alimentos ácidos por encima de los alimentos alcalinos. Sin embargo, la naturaleza dice que debes comer alimentos ácidos como frijoles, carne y otros alimentos que son altos en proteínas. Pero debes comer también alimentos alcalinos para balancear el pH de tu cuerpo. estos con frutas y verduras frescas, semillas, nueces, y especias, entre otros. ¿Por qué no aceptar el llamado de la naturaleza? Es por tu beneficio.

¿Qué problemas podrías afrontar por seguir una dieta de alimentos ácidos?

Desafortunadamente, las personas no siguen la dieta de alimentos ácidos que formularon sus ancestros. Prefieren azúcares, carne, granos, alimentos procesados que son bajos en minerales y otros alimentos que causan acidez. Las personas en el Oeste evitan los alimentos alcalinos tales como frutas, nueces, semillas y vegetales.

El resultado de una dieta tan desequilibrada son afecciones como la acidosis metabólica crónica. Si consumes continuamente alimentos ácidos, tu cuerpo no será capaz de conservar el pH de sí mismo. Esto puede alterar el equilibrio de tu cuerpo. Si no consumes alimentos que neutralicen esta acidez, el exceso de ácido puede dañar los órganos de tu cuerpo en muchas maneras. Esta acidez es la razón primordial para los problemas de salud más comunes como la osteoporosis, ácido úrico alto en el cuerpo llevando a problemas renales y muchos otros.

¿Cómo se empieza con la dieta alcalina?

Debido a su desequilibrio ácido, experimentarás síntomas como acidez, calambres intestinales, aumento de peso innecesario, fatiga, problemas en la piel, entre otros. Si sientes alguno de estos síntomas, deberías comer ochenta por ciento de alimentos alcalinos. El veinte por ciento que resta, puedes comer alimentos bajos en ácidos y algunos artículos altos en proteínas.

Luego de un tiempo, si ya no sientes estos síntomas, chequea el balance de tu pH por una prueba de orina. Si el valor cae dentro del valor estándar, puedes reducir la ingesta de alimentos alcalinos, alrededor del sesenta y cinco por ciento de tu dieta.

Algunas de las reglas generales que necesitas seguir cuando sigues una dieta alcalina

- Cocinar usando grasas de alta calidad como el aceite de oliva, aceite de aguacate, y aceite de coco. Agrega estos aceites cuando prepares ensaladas también.

- Tratar de no comer comida artificial ni alimentos procesados como harina blanca, azúcar blanca, y cafeína.

- Debes concentrarte en comer comidas enteras como cultivos de raíces, frutas, vegetales, nueces, especias, semillas, frijoles, y granos enteros.

- Toma gaseosas, refrescos o bebidas edulcoradas a base de álcali y bebidas como raíz de jengibre o té verde, agua de manantial o agua con jugo de limón o lima.

- Debes comer pequeñas cantidades de grasas esenciales como el pescado, carne, pasta, y otros granos. No tengas miedo de usar mantequilla autentica, mantequilla clarificada, y leche entera (si usas lácteos).

- Si estás usando productos lácteos, cocina con mantequilla clarificada, mantequilla, y leche entera.

Una muestra de una dieta alcalina por un día

El siguiente contenido muestra un ejemplo de los alimentos alcalinos que puedes consumir si escoges una dieta. La dieta alcalina es baja en calorías; eso no significa que limita las calorías o que excluye comidas específicas. Solo limita la ingesta de alimentos procesados y edulcorados. En la dieta alcalina no necesitas contar las calorías, puedes comer cuantas frutas y vegetales puedas. Pero debes comer granos, carne y alimentos procesados en cantidades limitadas para que no aumente innecesariamente tu acidez.

Para el desayuno deberías comer:

Una taza de té de jengibre

1-2 huevos revueltos (por persona), con tomates verdes, cebolla verde, bok choy picado, pimientos y verduras de hoja verde.

Para un bocadillo, deberías comer:

Una onza de semillas de calabaza tostadas

Una pera

Para el almuerzo deberías comer:

Sopa de lentejas con dos tazas de vegetales al vapor como zanahorias, cebollas, col, y brócoli. Agrega un poco de aceite de oliva sobre los vegetales al vapor. O puedes comer cuatro onzas de salmón, atún, pollo o tofu tibio o frío. Deberían consumirse juntamente con dos o tres tazas de tomates, zanahorias, pepino, brócoli u otros vegetales mezclados.

Vinagreta de limón

Para un bocadillo, deberías comer:

Un huevo cocido en rodajas con perejil picado y un poco de sal marina

Puedes comer almendras, apio, tiras de pimiento rojo o palitos de zanahoria como bocadillo.

Para la cena, deberías comer:

Deberías comer pasta hecha con arroz, amaranto, trigo sarraceno o quínoa. Debe cubrirse con verduras como la rúcula o el grelo. El plato debe ser servido junto con piñones, nueces, calabacín, ajo y almendras picadas, sal y pimienta, y jugo de limón. puedes tener una guarnición de calabacín y ajo al vapor, con aceite de oliva.

O puedes comer cuatro onzas de pollo, pescado, pavo o cualquier otra carne, Debe servirse con patatas o ñame al horno y también una ensalada mixta.

Es tu decisión si quieres agregar queso parmesano o pecorino romano gratinado.

Puedes comer cerezas, nectarinas, melones, y uvas en el verano. Mientras que, en el invierno, come manzanas al horno y peras rostizadas.

Qué otra información debes saber

Si sigues una dieta alcalina desde un sitio web, puedes notar que estos sitios también tienen información acerca de la dieta alcalina. Estos venden libros y cursos, promoviendo la dieta alcalina. No necesitas comprar estos libros. Existen varias carteleras sobre los alimentos alcalinos a las que puedes acceder en línea. Son libre de costos. los diferentes alimentos que se encuentran enlistados en estas carteleras gratis pueden ser fácilmente adquiridos en cualquier tienda.

¿Es buena esta dieta?

Si sigues una dieta alcalina, significa que prefieres frutas y vegetales frescos por encima de alimentos procesados altos en grasas y calorías. Estos alimentos artificiales tienen altas cantidades de sodio, el cual no es saludable para tu cuerpo.

Una dieta alcalina es buena para tu salud cardíaca. Seguir tal dieta reduce el colesterol y la presión sanguínea que son los principales factores de riesgo para enfermedades cardiovasculares. Esta dieta también te ayudará a conservar tu peso para proteger te de enfermedades como osteoartritis y diabetes.

La dieta alcalina es muy beneficiosa para los pacientes con cáncer para hacer sus quimioterapias menos tóxicas y más efectivas. Pero no ha sido demostrado que una dieta alcalina pueda ayudar en la prevención del cáncer. Si padeces cáncer, antes de seguir esta dieta, habla con tu médico o nutricionista acerca de tus necesidades dietéticas. Si es adecuado para tu salud, entonces comienza a seguirla.

Opiniones finales sobre la dieta alcalina

La dieta alcalina consiste en alimentos enteros como componentes cruciales que tienen un efecto positivo en el nivel de pH de la orina y la sangre. Las principales ventajas de seguir una dieta alcalina incluyen huesos más fuertes, mejor salud cardíaca, disminuye los dolores en las articulaciones y la espalda, y llenando las deficiencias de nutrientes en tu cuerpo. Alimentos enteros que son incluidos en la dieta alcalina son frutas y verduras frescas, jugos verdes, nueces, frijoles, y otros alimentos crudos.

Los alimentos ácidos que están limitados en la dieta alcalina son granos procesados, alimentos altos en sodio, y proteína animal como carne, leche, y azúcar.

Capítulo 3

6 Passos Para Uma Dieta E Estilo De Vida Alcalino

O pior erro que você pode cometer é querer mudar de um dia para o outro. Isso é muito improvável. Não se trata de magia.

A transição para uma dieta alcalina tem que ser feita passo a passo, gradualmente, com o tempo. Exceto para quem tem já graves problemas de saúde (como câncer, por exemplo). Nesse caso a transição deve ser o mais rápido possível, porque não há tempo a perder.

6 PASSOS para um ESTILO de VIDA ALCALINO

PASSO 1 - Estabeleça uma data de início

Você deve definir uma data específica para iniciar a transição (por exemplo, para daqui a 1 semana ou 2 semanas) – não importa. O importante é marcar o dia e anotar na sua agenda. Se você não estabelecer um objetivo, uma data, o mais provável é que nunca venha a iniciar a transição. Portanto, leia esse e-book até ao fim e no final defina a data de início da sua transição (esse será o seu 1º objetivo). Lembre que o caminho se faz caminhando, mas para isso é preciso dar o primeiro passo.

PASSO 2 - Hidrate-se

Para equilibrar seu pH você deve manter seu corpo bem hidratado. Essa é uma condição fundamental, e para isso você "apenas" precisa de BEBER ÁGUA. Digo "apenas" porque pode parecer simples mas não é fácil beber a quantidade necessária de água por dia.

Você terá que beber 2 a 3 litros de água por dia, para manter seu organismo constantemente hidratado. Beba água constantemente ao longo de todo o dia, e preferencialmente fora das refeições.

Na sua jornada para uma melhor hidratação você poderá enfrentar alguns inconvenientes, como sensação de inchaço na barriga e idas frequentes no banheiro – especialmente se anteriormente bebia muito pouco água.

Então para contornar esse tipo de inconvenientes, você não deve passar do "zero" para os 3 litros de um dia para o outro. Tem que ir aumentando o consumo de água de forma gradual.

Por exemplo, na primeira semana beba 1 litro por dia. Na segunda 1,5 litros por dia. Na terceira 2 litros. Na quarta semana 2,5 litros por dia. Se você quiser chegar nos 3 litros ou 3,5 pode continuar aumentando. Porém 2,5 a 3 litros por dia já irá trazer benefícios excecionais para a sua saúde e energia.

PASSO 3 - **Faça exercício físico**

Fazer exercício físico é uma excelente forma de ajudar seu corpo a se livrar dos resíduos ácidos. Ao se exercitar você vai transpirar, e dessa forma conseguirá eliminar ácidos através dos poros da pele (sob a forma de suor).

Você deve fazer os exercícios que mais gostar, porque assim vai fazer algo que lhe dá prazer e não vai encarar o exercício como uma obrigação.

Você pode fazer caminhada, natação, bicicleta, saltar no trampolim, etc.

PASSO 4 - Prepare seu ambiente emocional

Todo o seu estilo de vida deve ser alcalinizante, não apenas a alimentação, a hidratação, a respiração e o exercício físico, mas também seus relacionamentos e seu lado espiritual e emocional. Você necessita aliar a limpeza física a uma limpeza emocional. Alimente seu espírito e redescubra o seu verdadeiro "EU".

Talvez você não saiba, mas seus pensamentos e emoções podem acidificar seu organismo. Tal como comer os alimentos errados pode levar a depressão e ganho de peso – Comer os alimentos certos pode originar uma sensação de bem-estar e até euforia.

O ponto-chave aqui é pensar positivo, e evitar pensamentos e emoções negativas. Lembro que nós somos o que comemos, mas também somos o que pensamos.

PASSO 5 - Defina seus objetivos e anote-os

Para saber se está indo no caminho certo, você tem que saber qual é seu destino (ponto de chegada).

Porque você decidiu que estava na hora de MUDAR e iniciar uma Dieta Alcalina? Estava farto/a de se sentir cansado/a e sem energia? Suas defesas estavam enfraquecidas? Queria perder peso? Estava com algum problema de saúde?

Cada pessoa terá seus motivos, mas o importante é que você saiba qual foi sua motivação e qual é seu objetivo. Anote-o para saber, a cada momento, se você está fazendo progressos e se está ou não mais próximo do seu objetivo.

As pequenas conquistas, os pequenos progressos, as pequenas melhorias – irão funcionar como pílulas de motivação extra para você continuar trilhando o seu caminho na direção

Espagueti Calabaza Hash Browns

Ingredientes:

- 2 tazas de calabaza de espagueti cocida

- Y media taza de cebolla finamente picada

- 1 cucharadita de ajo en polvo

- Y media cucharadita de sal marina

- Consejo de la receta: asegúrese de exprimir tanta humedad como pueda de la calabaza de espagueti para que se agriete.

- Spray de cocina

Direcciones:

1. Con una toalla de papel, apriete el exceso de humedad de la calabaza de espaguetis. Colocar la calabaza en un

tazón mediano. Añadir la cebolla, el ajo en polvo y la sal. Mezcla para combinar.

2. Rocíe una sartén antiadherente mediana con spray de cocción y colóquela a fuego medio.

3. Agregue la mezcla de calabaza a la sartén. Cocinar, sin tocar, durante 5 minutos. Con una espátula, voltea los marrones de hachís. Está bien si la mezcla se desmorona. Cocinar durante unos 5 minutos más, o hasta el nivel deseado de crujiente.

4. Para asar una calabaza espagueti, cortar la calabaza por la mitad a lo largo y raspar las semillas. Cepillar cada mitad con 2 cucharadas de aceite de coco y sazonar con 1 cucharadita de sal marina. Colocar las mitades de calabaza cortando hacia arriba en una bandeja

para hornear y asar a 350 grados
fahrenheit durante unos 50 minutos, o
hasta que la horquilla esté tierna.

Gachas De Arroz Integral

Ingredientes:

- 3 tazas de arroz integral cocido

- 1 taza de leche de almendras

- 1 stevia de paquetes

Direcciones:

1. En una cacerola mediana, combine el arroz integral y la leche de almendras.
2. Cocine a fuego medio durante 5 minutos, revolviendo constantemente, hasta que la mezcla esté espesa y cremosa.
3. Retirar del fuego. Remover la stevia.
4. Divida entre 6 cuencos y sirva.

Zanahorias Anacardos Muf Aletas

Ingredientes:

- ¼ taza de anacardos, picados

- ½ taza de jarabe de arce

- ¼ de aceite de cupcoconut

- 2 cucharaditas de bicarbonato de sodio

- 1 cucharadita de vainilla extr act.

- 4 zanahorias, procesadas en un rallador de verduras.

- ½ taza de avena de moda

- 2 porciones de huevos de lino

- 1½ tazas de harina de almendra

Direcciones:

1. Precaliente el horno a 375 ° F.

2. Coloque los revestimientos de papel en moldes para muffins.

3. Combine los Ingredientes: en un tazón grande. No haga sobre mezcla.

4. Coloque una porción igual de la masa en 10 u 11 depresiones de muffins forradas de papel. Hornear durante 20 minutos. Retire del horno inmediatamente.

5. Deje enfriar un poco antes de sacar los panecillos de las latas.

6. Coloca los panecillos en la rejilla para que se enfríen más. Servir.

Ensalada De Falafel, Rábano Y Pepino En Aderezo De Hummus

Ingredientes:

- 1 pepino, cortado en tiras gruesas

- 1 taza de hojas de menta fresca

- 1/4 cucharadita de chile en polvo suave

- 1 1/3 de taza de aceite de salvado de arroz

- 1 pimiento verde

- 2 panes de pita

- 1 paquete de mezcla de falafel, comprado en la tienda

- 1 cebolla roja, cortada en trozos

- 4 rábanos, cortados finamente en tiras

- 1 taza de hojas de perejil

Para el aderezo

- 1 cucharada de aceite de oliva

- 2 cucharadas de jugo de limón

- ½ taza de hummus

Direcciones:

1. Cocer el pan en aceite de salvado de arroz en una sartén. Revuelva continuamente para evitar que se pegue. Retire cuando el pan obtenga un toque de dorado.

2. Asegúrese de vertir solo unas gotas de aceite para que el pan no se queme en la sartén.

3. Use una espátula o una cuchara de madera, transfiera el pan a una bandeja para hornear y deje enfriar por un minuto.

4. Con la misma bandeja, prepare la mezcla de falafel siguiendo las instrucciones de la mezcla de falafel comprada en la tienda; agregando 1 ¼ de taza con agua, 1 ¾ de taza de la mezcla y aceite de canola.

5. Haga esto en un tazón grande y mezcla bien. Déjelo reposar durante unos 15 minutos y agregue el chile en polvo, la pimienta y la sal al gusto.

6. Agregue el aceite de oliva y cocine las empanadas hasta que se doren.

7. Después de cocinar, cubrir las empanadas en una bandeja para hornear y reservar.

8. Prepare el aderezo combinando el hummus, el jugo de limón y el aceite de oliva en un recipiente.

9. Después de mezclar los Ingredientes: del aderezo, colóquelos en una botella pequeña donde pueda cerrar la tapa y agitar.

10. Para servir el Falafel, Hummus libanés Fattoush en ensalada, coloque el pimiento, pepino, tomate, pan, rábano, menta, falafel y perejil en un plato grande.

11. Arregle los Ingredientes: de la ensalada dejando por debajo las verduras para que queden cubiertas por la salsa.

12. Coloque el aderezo de hummus en un plato pequeño para la salsa de pan de pita. Servir.

Ensalada De Mango Y Arugula Con Aderezo De Comino

Ingredientes:

- 3/4 de cucharadita de comino molido

- 3 cucharadas de miel

- 1 cucharadita de sal

- 1/3 taza de aceite de oliva

- Cilantro, para decorar

- 5 mangos, picados

- 1 paquete de arugula bebé

- 1/4 de taza de cilantro fresco

- 3 cebollas verdes

- Mozzarella de 3/4 libras

- 1/ 4 de cucharadita de chile en polvo

Direcciones:

1. Precaliente el horno a 400 grados F.

2. En un procesador de alimentos, mezcle la cebolla verde, el cilantro, la sal, la miel y el chile en polvo.

3. Presione los Ingredientes: durante unos 15 segundos hasta que se suavice y agregue aceite.

4. En la parrilla de cocción de la parrilla, rocíe aceite vegetal, cepille cada lado con 1/3 de taza del aderezo y cubra los mangos.

5. Ase los duraznos al horno durante unos 5 minutos hasta que veas las marcas de la parrilla.

6. En un plato, coloque una base de hojas de rúcula y coloque rebanadas de queso encima.

7. Agregue las mitades de mango a la parrilla y rocíe el aderezo sobre él.

8. Decorar con hojas de cilantro. Servir.

Nueces Con Verduras Con Aderezo De Vinagreta

Ingredientes:

- 8 tazas de mezcla de ensalada de verduras

- Aderezo de vinagreta embotellada

- 1/2 taza de queso gorgonzola

- 1/4 taza de nueces, tostadas

Direcciones:

1. Combine las verduras, las nueces y el queso en un tazón.

2. Vierta el aderezo embotellado y agítelo para combinarlo con los Ingredientes:. Rociar sobre la ensalada.

3. Mezcle bien para cubrir. Transfiera a la placa.

4. Coloque el queso Gorgonzola desmenuzado en la parte superior.

5. Servir con el aderezo.

Ensalada De Espinacas Y Almendras

Ingredientes:

- 1/2 taza de almendras tostadas

- 1 paquete de queso azul

- Pizca de sal

- Pizca de pimienta

- 2 bolsas de espinacas baby

- Vinagreta de vino tinto, embotellada.

- 1/4 de cebolla roja

Direcciones:

1. En un tazón pequeño, mezcle la cebolla roja, la espinaca pequeña, el queso azul desmenuzado y la almendra tostada.

2. Rocíe el vinagre de vino tinto y mezcle las verduras para cubrirlo completamente.

3. Decorar con queso azul desmenuzado.
   Servir.

Ciotola Di Funghi Speziati

Ingredientes:

- 2 chayote, tagliato a pezzi

- ¾ di tazza di brodo vegetale, fatto in casa

- 1 ½ tazza di funghi affettati

- 1 peperone, tritato

- 1 cipolla media, sbucciata, affettata

Condimento:

- 6 cucchiaini di miscela di spezie e aromi a piacere

- ¼ di cucchiaino di sale

- ½ cucchiaio di olio d'uva

- ¼ di cucchiaino di pepe di Caienna

- 6 cucchiai di latte di cocco in gelatina morbida

Direcciones:

1. Prendete una padella grande, mettetela a fuoco medio, aggiungete l'olio e scaldate, aggiungete la cipolla, e poi cuocete per 5 minuti fino a doratura.

2. Aggiungere il chayote, e farlo soffriggere insieme alla cipolla, e poi versare il brodo.

3. Aggiungere i funghi, mescolare fino ad amalgamarli e cuocere per 10-15 minuti a fuoco medio-basso fino a cottura.

4. Prepara la salsa in un mixer, con il mix di spezie, il sale, l'olio, il pepe e la gelatina di cocco.

5. Disponi le verdure nella ciotola con sopra un cucchiaio di salsa speziata.

Ciotola Cremosa Ai Lamponi

Ingredientes:

- ½ tazza di latte di noci fatto in casa

- 1 cucchiaio di semi di canapa

- 2 tazze di lamponi freschi

- 2 banane congelate, sbucciate

Direcciones:

1. In un frullatore, aggiungere i lamponi (tenerne qualcuno da parte per decorare) le banane e il latte di noci e frullare fino a che non sia liscio.

2. Trasferire il frullato in due ciotole in modo uniforme.

3. Ricoprire ogni ciotola con bacche e servire immediatamente.

Ciotola Di Pad Thai

Ingredientes:

- Un peperone rosso, con i semi e tagliato sottile

- Due scalogni, tritati finemente

- 2 cucchiaini di menta fresca, tritata finemente

- ¼ di tazza di crema di arachidi

- 1 cucchiaio di arachidi per decorare

- 2 spicchi di lime fresco

- 200 gr di spaghetti di riso selvatico

- Un cucchiaino di olio d'oliva

- 1 cucchiaio di brodo vegetale o acqua

- 1 tazza di cavolo bianco o rosso tagliato sottile

Direcciones:

1. In una pentola media di acqua bollente, mettete gli spaghetti di riso e copriteli. Finito il tempo di cottura, scolare, sciacquare e mettere da parte a raffreddare.

2. Cuocere l'olio in una grande padella a fuoco medio-alto, soffriggere il cavolo e il peperone fino ad ammorbidirlo, da 7 a 8 minuti. Aggiungere lo scalogno e la menta e cuocere per un minuto o due, poi togliere dal fuoco.

3. Mescolare gli spaghetti con le verdure e la crema di arachidi.

4. Trasferire in ciotole e cospargere di arachidi. Servire con uno spicchio di lime da spremere sul piatto per una spinta di sapore.

Bowl Di Quinoa E Verdure Alcaline

Ingredientes:

- 1 cucchiaio di olio d'uva

- 250 di rughetta e tarassaco selvatico

- Sale marino e pepe di Caienna, a piacere

- 250 gr di quinoa cotta

- 1 manciata di verdure alcaline approvate

- 1 cucchiaio di alga HiJiki

Direcciones:

1. Scaldare l'olio di semi d'uva in una grande padella.
2. Aggiungere le verdure talcaline tagliate e l'alga Hijiki fino a cottura.
3. Mescolare le verdure con la quinoa cotta e le erbe selvatiche fresche.

4. Condire con sale marino e pepe di
   Caienna.

Bowl Di Rape E Cavolo Nero

Ingredientes:

- ¼ di tazza di funghi, affettati

- 2 tazze di cavolo nero già cotto

- 2 steli di erba cipollina, tritati

- 1 cucchiaino di cipolla in polvere

- ½ cucchiaino di sale marino

- 2 rape, lavate e tagliate

- 2 cucchiai di olio di cocco

- 1 peperone rosso, con i semi e tritato

- 1 cipolla dolce, tritata

- ½ cucchiaino di erbe miste come rosmarino, pepe in grani, dragoncello, basilico, cerfoglio e borragine, o altre erbe secche come salvia o rosmarino

Direcciones:

1. In una ciotola, unire le rape, il peperone rosso, i funghi, il cavolo nero, la cipolla, l'olio, e la cipolla in polvere.

2. Condire le verdure con il mix di erbe e l'olio di cocco uniformemente e mescolarle con le mani.

3. Scaldare una padella antiaderente a fuoco medio, e cuocere le verdure, mescolando spesso per circa 10 minuti, o fino a quando sono tenere.

4. Cospargere di erba cipollina e servire.

Batido De Espinaca Y Pepino

Ingredientes:

- 15 gotas de estevia líquida

- ½ cucharadita de goma xantana

- 2 cucharaditas de aceite de TCM

- 8 cubos de hielo

- 2 tazas de espinacas

- 1 pepino picado en cubos

- 1 taza de leche de coco sin azúcar

Direcciones:

1. Lavar y triturar las hojas de espinacas.
2. Colocar las espinacas y el pepino en cubo dentro de la licuadora.
3. Verter la leche de coco sin azúcar y la estevia.

4. A esta mezcla, añadir media cucharadita de goma xantana y dos cucharaditas de aceite TCM.

5. Agregar los cubos de hielo y mezclar todo utilizando un cucharón.

6. Licuar por 2 minutos. Las hojas de espinaca dan a esta bebida una textura increíble.

7. Servir inmediatamente.

Frittata De Tomate Y Brócoli

Ingredientes:

- 1 tomate mediano picado

- 1/2 cucharadita de pimienta en polvo

- 1 aguacate pequeño pelado, deshuesado y rebanado

- 5 huevos batidos

- 1 cucharada de aceite de oliva

- 1 oz. de queso gouda desmenuzado

- 1 cabeza pequeña de brócoli separada en floretes

Direcciones:

1. Colocar en un bol los huevos, el brócoli, el tomate, sal y pimienta y mezclar bien.

2. Añadir el queso y mezclar hasta se haya integrado bien a la mezcla.

3. Colocar una sartén para hornos a fuego medio. Agregar aceite y mover la sartén para que el aceite lo cubra todo.

4. Verter la mezcla de huevo y cocinar hasta la mezcla tome firmeza por los lados.

5. Retirar del fuego.

6. Llevar al horno precalentado a 425 F y hornear por 20-30 minutos o hasta que esté dorado.

7. Cortar y servir las porciones acompañadas de las rebanadas de aguacate.

Tostada Francesa

Ingredientes:

Para el pan de proteína:

- 6 claras de huevo

- 2 oz. de queso crema

- ½ taza de polvo de proteínas

Para la tostada francesa:

- 1 huevo

- ½ cucharadita de vainilla

- ¼ taza de leche de coco o de almendras

- ½ cucharadita de canela en polvo.

Para el jarabe:

- ¼ taza de mantequilla

- ¼ leche de almendras

- ¼ taza de endulzante Swerve o sustituto de azúcar.

Direcciones:

1. Para el pan: Batir las claras hasta que estén firmes.
2. Añadir el polvo de proteínas a las claras y mezclar suavemente. Agregar el queso crema con movimientos envolventes.
3. Engrasar un molde para pan y colocar la masa dentro de él.
4. Llevar al horno precalentado a 325 F y hornear hasta que esté dorado.
5. Rebanar el pan cuando esté frío. Reservar 9 rebanadas de pan.
6. Para la tostada francesa: Llevar una sartén engrasada a fuego medio.
7. Mezclar 1 huevo, la leche de almendras, la vainilla y la canela en un bol.

8. Pasar una rebanada de pan por la mezcla.

9. Cocinar la rebanada en la sartén bien caliente hasta que esté dorada por ambos lados. Repetir el proceso con el resto del pan.

10. Para el jarabe: Derretir la mantequilla en una olla a fuego alto. Añadir el endulzante Swerve y la leche juntas. Batir hasta que la mezcla quede suave. Retirar del fuego y dejar enfriar. Almacenar en un recipiente hermético dentro del refrigerador.

11. Cubrir la tostada francesa con el jarabe y servir.

Jugo Rojo Refrescante

Ingredientes:

- 2 manzanas rojas grandes, sin corazón y en rodajas

- 2½ tazas de fresas frescas, peladas y en rodajas

- ¼ taza de hojas de menta fresca

- 2 remolachas, peladas y cortadas en cubitos

- 1 pimiento rojo grande, sin semillas y picado

- 1 tomate grande, sin semillas y picado

Direcciones:

1. Agrega todos los Ingredientes: a un exprimidor y extrae el jugo de acuerdo con las instrucciones del fabricante.

2. Transfiere a dos vasos y sirve de inmediato.

Jugo De Frutas Verdes

Ingredientes:

- 1 taza de uvas verdes sin semillas

- 2 cucharaditas de jugo de lima

- 4 kiwis grandes, pelados y picados

- 2 manzanas verdes grandes, sin corazón y en rodajas

Direcciones:

1. Agrega todos los Ingredientes: a un exprimidor y extrae el jugo de acuerdo con las instrucciones del fabricante.
2. Transfiere a dos vasos y sirve de inmediato.

Omelet De Pimiento Y Champiñones

Ingredientes:

- ¼ taza de champiñones frescos cortados en rodajas

- ¼ taza de pimiento rojo, sin semillas y cortado en cubitos

- 1 cucharada de cebollín picado

- 6 huevos orgánicos grandes

- Sal marina y pimienta negra recién molida, al gusto

- ½ taza de leche de almendras sin azúcar

- ½ cebolla picada

Direcciones:

1. Precalienta el horno a 350 ºF. Engrasa ligeramente un molde para pasteles.

2. En un tazón, agrega los huevos, la sal, la pimienta negra y la leche de almendras y bate hasta que estén bien combinados.

3. En otro tazón, mezcla la cebolla, el pimiento y los champiñones.

4. Transfiere uniformemente la mezcla de huevo al molde para pastel preparado.

5. Cubre con la mezcla de vegetales de manera uniforme.

6. Espolvorea con cebollín de manera uniforme.

7. Hornea por unos 20-25 minutos.

8. Con un cuchillo, córtala en trozos del mismo tamaño y sirve.

Gofres De Batata Con Compota De Manzana

Ingredientes:

- nuez moscada de tablero

- canela dash

- y una tercera taza de aceite de coco

- 1 taza y media de leche de coco sin endulzar

- 1 taza de puré de batata

- 1 y un cuarto de taza de harina de almendras

- 2 cucharaditas de polvo de hornear

- y media cucharadita de sal marina

- spray de cocina

- 1 taza de compota de manzana sin endulzar

Direcciones:

1. Precaliente la plancha de gofres.
2. En un tazón grande, combine la harina de almendras, el polvo de hornear, la sal, la nuez moscada y la canela.
3. En un tazón mediano, mezcle el aceite de coco y la leche de coco hasta que se combinen.
4. Transfiera los Ingredientes: líquidos al tazón con los Ingredientes: secos. Batir hasta que se combinen.
5. Doblar suavemente las batatas en la masa, teniendo cuidado de no mezclar en exceso.
6. Rocíe la plancha de gofres con spray de cocción antes de hacer cada gofre.

7. Haga los gofres de acuerdo con las instrucciones indicadas en la plancha de gofres.

8. Sirva cada gofre con un cuarto de taza de compota de manzana.

Cazuela De Quinua De Calabaza-Especia

Ingredientes:

- 1 cucharadita de canela

- Y media cucharadita de nuez moscada

- Y media cucharadita de jengibre molido

- Y un cuarto de cucharadita de jengibre fresco rallado

- 3 tazas de quinua cocida

- 1 lata (15 onzas) de puré de calabaza

- Y media taza de agua

- 1 haba de vainilla, dividida a lo largo y semillas raspadas

- Y un cuarto de cucharadita de sal marina

Direcciones:

1. precalentar el horno a 350 grados fahrenheit .

2. rocíe un plato de cazuela de 4 tazas y reserve.

3. En un tazón mediano, revuelva la quinua, la calabaza, el agua, las semillas de vainilla, la canela, la nuez moscada, el jengibre molido, el jengibre fresco y la sal.

4. Transfiera la mezcla al plato de cazuela preparado. hornear durante 15 minutos, o hasta que estén dorados y burbujeantes.

Bañado Batata Y Manzana

Ingredientes:

- 1 batata mediana

- 1 manzana mediana, pelada y cortada en cubos

- Y media cucharadita de canela

- Pellizco de sal marina

Direcciones:

1. Precalentar el horno a 350 grados fahrenheit .

2. Cortar la batata, a lo largo, de aproximadamente 1 pulgada de profundidad. Abrir la patata y colocarla en un plato para hornear.

3. Coloque la manzana dentro de la abertura de la batata. Espolvorea la canela y la sal en la parte superior.

4. Cubierta con papel de aluminio. Colocar el plato en el horno precalentado y hornear durante 40 minutos, o hasta que la patata esté blanda.

5. Servir caliente.

El Tazón De Hollywood

Ingredientes:

- Fruta de 1 estrella

- y un cuarto de sandía, cortada en rodajas

- y un cuarto de taza de crema batida de coco

Direcciones:

1. Corta la fruta de la estrella en trozos en forma de estrella.
2. Presione el cortador de galletas en rodajas de sandía para crear piezas en forma de estrella.
3. Agregue la fruta estrella y la sandía a un tazón de un solo servicio. Tapa con la crema batida de coco.
4. Servir inmediatamente.

El Tazón Indio

Ingredientes:

- Y media taza de leche de coco
- 1 cucharada de curry amarillo en polvo
- Y media cucharadita de jengibre molido
- 1 cucharadita de sal marina
- 1 cucharada de pasta de tomate
- 1 taza de quinua cocida, calentada
- 1 zanahoria grande, pelada, en rodajas y al vapor
- Y media taza de floretes de coliflor cocidos
- Y una octava taza de garbanzos
- Y un cuarto de taza de champiñones en rodajas

Direcciones:

1. en un tazón mediano, en capas la quinua, la zanahoria, la coliflor y el garbanzo.

2. En una cacerola pequeña a fuego medio, combine los champiñones, la leche de coco, el curry en polvo, el jengibre, la sal y la pasta de tomate. batir hasta que la mezcla cocine a fuego lento. cocine durante 5 minutos y luego enfríe ligeramente.

3. Vierta la salsa sobre la mezcla de quinua y sirva inmediatamente.

El Tazón Italiano

Ingredientes:

- 4 dientes de ajo picados

- y una tercera taza de albahaca picada fresca

- y media cucharadita de orégano fresco picado

- 2 cucharadas de jugo de limón recién exprimido

- 1 taza de quinua cocida, calentada

- 1 lata (14.5 onzas) de tomates, enteros, cortados en cubos o triturados, sin esdragiar

- 1 cebolla mediana, cortada en cubos

- y media taza de calabacín en rodajas

- y media taza de berenjena, pelado, cortado en cubos, cocinado y recalentado

Direcciones:

1. Escurra 2 cucharadas de líquido de los tomates y agréguelo a una cacerola mediana puesta a fuego medio. añadir la cebolla y saltear durante 5 minutos, o hasta que se translúlice.

2. Agregue los tomates con sus jugos restantes, calabacín, ajo, albahaca y orégano. remover para combinar. cocine a fuego lento durante 5 minutos. retirar del fuego y remover el jugo de limón.

3. En un tazón de un solo servicio, en capas la quinua y la berenjena. tapa con la mezcla de tomate.

4. servir caliente.

Ensalada De Pollo Con Almendras

Ingredientes:

- 1 taza de mayonesa

- 1 taza de almendras saladas

- 1 cucharadita de sal

- 1 paquete de queso crema

- 2 cucharaditas de curry en polvo

- 6 tazas de pollo, cocinado

Direcciones:

1. Mezclar el queso crema, la sal y el curry en polvo en un recipiente.

2. Batir los Ingredientes: hasta que el queso esté completamente cubierto por el curry, y luego mezclar la piña, los arándanos y el pollo.

3. Transfiera la mezcla a un molde redondo cubierto de plástico y congele durante la noche.

4. Al día siguiente, retire la cubierta de plástico e invierta el molde para pasteles en un plato.

5. Mezcle la cremosa ensalada de pollo y decore con almendras picadas y arándanos.

6. Servir en un plato.

Ensalada De Verduras Y Patatas Con Aderezo De Vinagreta

Ingredientes:

- ½ taza de queso azul

- 12 cebollas verdes pequeñas

- Pizca de sal

- Pizca de pimienta

- 1 aderezo de aceite de oliva y vinagre

- 6 tazas de mezcla de ensalada de verduras

- 3 libras de papas

- 2 aguacates

- 6 rebanadas de tocino

- 2 tazas de queso cheddar

Direcciones:

1. En una olla de fondo profundo, agregue sal al agua hirviendo.

2. Coloque las papas y cocine por 30 minutos.

3. Una vez que las papas estén lo suficientemente tiernas, retire la piel, cúbralas con sal antes de cortarlas en cubos.

4. Vierta 1 taza de aderezo de aceite de oliva y vinagre sobre las papas y deje enfriar por 2 horas.

5. Después de 2 horas, prepare un plato y agregue las papas, las cebollas verdes, las verduras mixtas, el tocino cocido, el queso azul desmenuzado y las rodajas de aguacate.

6. Adorne con pimienta, queso cheddar, tocino y queso azul. Servir.

Pasta Con Forma De Concha En Ensalada De Piñones

Ingredientes:

- 1/3 taza de vinagre

- 1 cucharadita de pimienta

- 1 taza de albahaca fresca

- 1 cucharada de azúcar

- 3/4 taza de aceite de oliva

- 1/2 cucharadita de sal

- 1 paquete de pasta con forma de Concha

- 1 diente de ajo

- 1 paquete de queso parmesano

- 1 cucharadita de mostaza

- 1/2 taza de piñones

Direcciones:

1. En una olla mediana, agregue agua y sal para cocinar las pasta con forma de concha durante unos 5 minutos hasta que estén "al dente".

2. Para preparar el aderezo, mezcle la sal, el vinagre, el azúcar, el aceite y la pimienta en un tazón mediano.

3. Una vez que la pasta esté cocida, agregue el aderezo de vinagreta y agregue la albahaca, los piñones y el queso.

4. En un plato, agregue las verduras mixtas y los tomates amarillos.

5. Mezcle todos los Ingredientes: y cúbralos con queso parmesano rallado.

6. Servir con vinagreta.

Sopa De Ajo

Ingredientes:

- 5 hebras de azafrán

- 1 cucharada de paprika

- ¼ cucharadita de comino molido

- 2 huevos grandes

- 3 cucharadas de aceite de oliva extra virgen

- 5 dientes de ajo grandes, pelados

- 2 tazas de caldo de pollo

- 5 tazas de agua

Direcciones:

1. Calentar el aceite en una cacerola a fuego medio. Añadir el ajo y saltear

hasta que esté dorado. Retirar y reservar.

2. Vierta el caldo y el agua y agregue el ajo dorado, el azafrán, el pimentón y el comino. Dejar hervir.

3. Retirar el ajo y machacar con un tenedor. Sirva el puré de ajo en la sopa. Poner sal y pimienta al gusto.

4. Hervir la sopa a fuego lento y junto a los huevos batidos. Revuelva constantemente permitiendo que los huevos formen hebras.

5. Colocar en un tazón de sopa. Servir.

Torta Di Quinoa E Mele In Ciotola

Ingredientes:

- 1/2 cucchiaino di spezie (cannella, zenzero, anice, coriandolo)

- Un pizzico di sale

- 1/4 di tazza di agave

- 1 tazza di quinoa, messa a bagno in acqua per una notte

- 2 tazze di latte di cocco fresco

- 1 tazza di mele, tritate

Direcciones:

1. Mettere tutti gli ingredienti nella pentola istantanea.
2. Dare una buona mescolata per combinare il tutto.

3. Chiudere il coperchio e impostare lo sfiato sulla posizione di sigillatura.
4. Regolare il tempo di cottura a 15 minuti.
5. Azionare la pentola e farla andare finchè non ci sia tutto lo sfiato della pressione.

Bowl Cremosa Ai Cavoletti Di Bruxelles

Ingredientes:

- ½ cucchiaino di gram masala

- ½ cucchiaino di aglio in polvere

- Un pizzico di sale e pepe nero

- 1 cucchiaio di succo di lime

- 1 cucchiaio di olio d'oliva

- 1 libbra di cavoletti di Bruxelles, tagliati e dimezzati

- 1 tazza di crema di cocco

- ½ cucchiaino di peperoncino in polvere

Direcciones:

1. In un contenitore, mescolate i cavoletti di Bruxelles con tutti gli altri elementi e

mescolare energeticamente con le
mani.

2. Disporre il tutto in una teglia ricoperta
   con carta da forno, e cuocere in forno a
   190° per 30 minuti.

3. Dividere in ciotole e servire.

Bowl Thai Di Formaggio Di Noci E Quinoa

Ingredientes:

- 1/2 tazza di coriandolo tritato

- 1/2 cucchiaino di fiocchi di peperoncino rosso

- 2 cucchiaini di sciroppo d'agave

- 2 cucchiai di succo di lime

- 2 cucchiai di burro di arachidi

- 1 cucchiaio di acqua

- 4 cucchiaini di semi di sesamo, tostati

- 160 gr di quinoa, cotta

- 200 gr di edamame cotto

- 175 gr di formaggio di noci

- 2 carote medie, grattugiate

- 1 cipolla verde, affettata

- 1/2 cucchiaino di aglio tritato

- 2 cucchiaini di zenzero grattugiato

Direcciones:

1. Accendere il forno, impostarlo a 200° e lasciarlo preriscaldare.

2. Tagliare il formaggio di noci in cubetti.

3. Prendete una grande teglia da forno, foderatela con un foglio di alluminio, distribuitevi sopra i pezzi di formaggio e infornate per 10 minuti. Fino a doratura, girando a metà cottura.

4. Preparate la colata: prendete una piccola ciotola, mettete l'aglio, lo zenzero, i fiocchi di peperoncino, lo sciroppo d'agave, il burro, il lime e l'acqua, e poi sbattete fino a combinare.

5. Dopo la cottura del formaggio, lasciarlo raffreddare per 10 minuti e trasferirlo in una grande ciotola.

6. Aggiungere la carota, le cipolle verdi, il coriandolo, il cavolo e gli edamame, irrorare con il condimento preparato e cospargere di semi di sesamo.

7. Unire la quinoa all'insalata e servire.

Ciotola Verde Di Buddha

Ingredientes:

- 1/3 di tazza di riso al cavolfiore già cotto

- 2 cucchiai di carote grattuggiate

- ½ avocado, affettato

- 1 cucchiaio di burro di mandorle, sciolto

- 1 cucchiaio di coriandolo fresco tritato

- 2 tazze di spinaci freschi

- 2 cucchiai di olio di avocado

- 4 pezzi di broccoli

- 1 pizzico di sale

- 1 pizzico di pepe nero appena macinato

Direcciones:

1. Mettere gli spinaci sul fondo di una ciotola media.

2. In una padella a fuoco medio-alto, scaldare l'olio di avocado. Aggiungere i broccoli e farli saltare per 2 o 3 minuti. Condite con il sale e il pepe e trasferiteli nella ciotola contenente gli spinaci.

3. Aggiungere il riso al cavolfiore nella padella e cuocere per 3 minuti, cospargendo di coriandolo. Poi versarlo nella ciotola insieme agli altri ingredienti.

4. Aggiungere le carote e l'avocado.

5. Irrorare con il burro di mandorle fuso e servire.

Bowl Di Frutta Con Topping Di Yogurt

Ingredientes:

- ½ tazza di mirtilli rossi secchi

- 3 arance navel

- 2 mandarini grandi

- 1 pompelmo rosa, sbucciato

- 2/3 di tazza di zenzero fresco tritato

- 1 yogurt greco da 250 gr

- ¼ di cucchiaino di cannella macinata

- 2 cucchiai di sciroppo di datteri

Direcciones:

1. Tagliare i mandarini e i pompelmi in spicchi.

2. Tagliare gli spicchi di mandarino a metà e quelle di pompelmo in terzi, pelandoli

a vivo. Mettere tutta la frutta affettata e i suoi succhi in una grande ciotola.

3. Sbucciare le arance, tagliarle a rondelle e poi tagliarle in quarti. Trasferire nella ciotola della frutta insieme ai succhi.

4. In una ciotola, aggiungere la cannella, lo sciroppo di datteri e ¼ di tazza di mirtilli.

5. In un'altra ciotola mescolare lo zenzero e lo yogurt. Versarvi tutta la frutta e i mirtilli rimanenti.

6. Servire e gustare fresco.

Mini Frittatas Santa Fe

Ingredientes:

- 1/2 taza de pimento amarillo picado en cubos pequeños

- 1/4 taza de queso Pepper Jack

- Sal al gusto

- Pimienta en polvo al gusto

- 1 cebolla picada finamente

- 2 cucharaditas de cilantro fresco picado finamente

- 5 huevos grandes

- 1 clara de huevo

- 4 oz. de salchicha de cerdo

- 1/4 taza de leche

- 1/2 taza de pimiento rojo picado en cubos pequeños

Direcciones:

1. Llevar una sartén a fuego medio. Colocar las salchichas y cocinar hasta que estén listas.

2. Retirar con una espumadera y reservar. Desmenuzar las salchichas cuando estén frías.

3. Llevar la sartén al fuego nuevamente. Cocinar los pimientos hasta que estén tiernos. Retirar del fuego y reservar.

4. Agregar huevos, la clara de huevo y leche en un bol y mezclar bien.

5. Tomar 6 moldes para muffins y engrasarlos con mantequilla o aceite. Colocar la salchicha dentro de los moldes y luego los pimientos formando una capa.

6. Luego verter la mezcla de huevo y esparcir queso por encima. Mezclar ligeramente con un tenedor.

7. Hornear en un horno precalentado a 350 F por 20-30 minutos o hasta que esté dorado. Retirar del horno.

8. Soltar los bordes de la frittata con un cuchillo. Voltear sobre un plato y servir.

Batido De Kiwi Y Aguacate

Ingredientes:

- 1 cucharada de semillas de chía

- 6 gotas de estevia líquida

- 1/2 taza de agua

- 3 cubos de hielo

- Canela en polvo (para decorar, opcional)

- 2 aguacates

- 1/2 taza de leche de coco

- 1/2 taza de kiwis

- 1 cucharada de suero de leche en polvo con sabor a vainilla

Direcciones:

1. Pelar, deshuesar y preparar los aguacates y reservar.

2. Agregar los aguacates y media taza de leche de coco a una licuadora.

3. Añadir media taza de kiwis recién cortados a la mezcla y 1 cucharada de suero de leche en polvo con sabor a vainilla. Licuar por 30 segundos a velocidad media.

4. Añadir las semillas de chía y la estevia líquida a la mezcla dentro de la licuadora.

5. Verter media taza de agua y los cubos de hielo a la licuadora.

6. Licuar a velocidad media hasta que quede suave.

7. Decorar con canela en polvo y servir bien frío.

Shakshuka Del Medio Oriente

Ingredientes:

- 1 pimiento rojo grande picado

- 1 pimiento verde grande picado

- 2 hojas de laurel

- 1 ½ cucharaditas de paprika

- 1 ½ cucharaditas de comino molido

- ¾ cucharadita hojuelas de pimiento rojo molido

- 18 oz. de carne para guisar

- 6 huevos

- 5 dientes de ajos picados

- 1 cebolla grande picada

- 3 pimientos poblanos picados

- Sal al gusto

- Pimienta al gusto

- 3 cucharadas de aceite de oliva extra virgen

- ¾ taza de salsa de tomate

- 1 ½ latas (15 oz. cada una) de tomates cortados en cubos

Direcciones:

1. Mezclar en un bol grande el comino, la paprika, la sal y la pimenta. Añadir la carne y mezclar hasta que esté bien cubierta.

2. Calentar una sartén a fuego medio y verter el aceite. Cuando el aceite esté bien caliente, colocar la carne y las especias. Saltear hasta que se dore.

3. Agregar cebollas, los pimientos picados, los pimientos poblanos y el ajo. Saltear

hasta que las cebollas estén transparentes.

4. Añadir las hojas de laurel, la pimienta en polvo y los tomates con su jugo y triturar los tomates un poco dentro de la mezcla. Revolver bien y cocinar a fuego medio por 20 minutos.

5. Cuando la carne esté cocinada, retirar las hojas de laurel de la salsa. Revolver bien. Probar y sazonar si es necesario.

6. Hacer 6 espacios dentro del guiso. Romper un huevo en cada uno. Tapar y dejar a fuego bajo hasta que los huevos estén cocidos según gustes.

Revuelto De Tofu Y Vegetales

Ingredientes:

- 1 taza de tomates cherry picados finamente

- 1½ tazas de tofu firme, desmenuzado y picado

- Una pizca de pimienta de cayena

- Una pizca de cúrcuma molida

- ½ cucharada de aceite de oliva

- 1 cebolla pequeña picada finamente

- 1 pimiento rojo pequeño, sin semillas y picado finamente

- Sal marina al gusto

Direcciones:

1. En una sartén, calienta el aceite a fuego medio y saltea la cebolla y el pimiento durante unos 4-5 minutos.

2. Agrega los tomates y cocina durante aproximadamente 1-2 minutos.

3. Agrega el tofu, la cúrcuma, la pimienta de cayena y la sal y cocina durante aproximadamente 6-8 minutos.

4. Sirve caliente.

Tiempo de DIRECCIONES: 15 minutos

Tiempo de cocción: 15 minutos

Tiempo total: 30 minutos

Porciones: 2

Papilla De Manzana

Ingredientes:

- 2 manzanas grandes, peladas, sin corazón y ralladas

- ½ cucharadita de extracto de vainilla orgánico

- Una pizca de canela molida

- ½ manzana pequeña, sin corazón y en rodajas

- 2 tazas de leche de almendras sin azúcar

- 3 cucharadas de nueces picadas

- 3 cucharadas de semillas de girasol

Direcciones:

1. En una sartén grande, mezcla la leche, las nueces, las semillas de girasol, la manzana rallada, la vainilla y la canela a

fuego medio-bajo y cocina durante
aproximadamente 3-5 minutos.

2. Retira del fuego y transfiere la papilla a
unos tazones.

3. Cubre con las rodajas de manzana
restantes y sirve.

Avena De Chocolate De La Noche A La Mañana

Ingredientes:

- 8-10 gotas de stevia líquida

- ¼ taza de moras azules frescos

- 1 cucharada de mini chispas de chocolate negro sin azúcar

- 1 taza de leche de almendras sin azúcar

- 1 taza de avena arrollada

- 1 cucharada de cacao en polvo

Direcciones:

1. En un tazón grande, agrega todos los Ingredientes: excepto las moras azules y las chispas de chocolate y mezcla hasta que estén bien combinados.

2. Cubre el tazón y refrigera durante la
   noche.
3. Cubre con chispas de chocolate y moras
   azules y sirve.

Pan De Calabacín

Ingredientes:

- ¼ cucharadita de cardamomo molido

- 1½ tazas de plátano pelado y machacado

- ¼ taza de mantequilla de almendras ablandada

- 2 cucharaditas de extracto de vainilla orgánico

- 1 taza de calabacín rallado

- ½ taza de harina de almendras tamizada

- 1½ cucharaditas de bicarbonato de sodio

- ½ cucharadita de canela molida

Direcciones:

1. Precalienta el horno a 350 ºF. Engrasa un molde para pan de 6x3 pulgadas.

2. En un tazón grande, mezcla la harina, el bicarbonato de sodio y las especias.

3. En otro tazón, agrega los Ingredientes: restantes excepto el calabacín y bate hasta que estén bien combinados.

4. Agrega la mezcla de harina y mezcla hasta que se combine.

5. Dobla el calabacín rallado.

6. Transfiere la masa a la bandeja de pan preparada.

7. Hornea durante unos 40-45 minutos o hasta que un palillo insertado en el centro salga limpio.

8. Retira del horno y coloca el molde para pan sobre una rejilla para enfriar durante al menos 10 minutos.

9. Con cuidado, invierte el pan en la rejilla para que se enfríe completamente antes de cortarlo.

10. Con un cuchillo afilado, corta el pan en 6 rebanadas del mismo tamaño y sirve.

    Tiempo de DIRECCIONES: 15 minutos

    Tiempo de cocción: 45 minutos

    Tiempo total: 1 hora

    Porciones: 6 rebanadas de 1 pulgada

Aros De Cebolla Al Horno

Ingredientes:

- Y media cucharadita de sal marina

- Y media taza de leche de almendras

- 1 cebolla grande, cortada en rodajas de un cuarto de pulgada de espesor

- Y dos tercios de la taza de harina de almendras

- 1 cucharadita de ajo en polvo

- 1 cucharadita de cebolla en polvo

- Y media cucharadita de pimentón

Direcciones:

1. Precalentar el horno a 425 grados fahrenheit .

2. Rocíe una bandeja para hornear con spray de cocina.

3. En un plato, mezcle la harina de almendras, el ajo en polvo, la cebolla en polvo, el pimentón y la sal marina.

4. Vierta la leche de almendras en un tazón mediano.

5. Sumerja una rodaja de cebolla en la leche. Luego dragarlo en la comida de almendras sazonada y colocarlo en la bandeja para hornear. Repetir con las rodajas de cebolla restantes.

6. Coloque la hoja en el horno precalentado y hornee durante 6 minutos. Entregar cada rebanada y hornear durante 4 minutos más, o hasta que quede crujiente.

7. Servir caliente.

Chips De Verduras

Ingredientes:

- 1 batata pelada

- 1 cucharadita de sal marina

- 1 perejil pelado

- 1 zanahoria grande, pelada

- 1 remolacha pelada

- spray de cocina

Direcciones:

1. Precalentar el horno a 375 grados
   fahrenheit .

2. Usando un accesorio de procesador de
   alimentos, mandolina o cortadora de
   alimentos, corte el perejil, la zanahoria,
   la remolacha y la batata en rodajas muy
   finas. Poner las rodajas planas sobre una

toalla de papel y espolvorear con la sal.
Cubrir con más toalla de papel y dejar
reposar durante 15 minutos.

3. Borre cualquier humedad en las rodajas
    de verduras.

4. Rocíe una bandeja para hornear con
    spray de cocina.

5. Coloque las rodajas de verduras en una
    sola capa sobre la bandeja para hornear.
    Rocíe las verduras con spray de cocina.

6. Coloque la hoja en el horno
    precalentado y hornee durante unos 20
    minutos, o hasta que quede crujiente.

La Señora Y El Tazón De Vagabundos

Ingredientes:

- 1 taza de tomates frescos picados

- 1 taza de salsa de tomate secado al sol

- 2 tazas de calabaza de espagueti cocida y rallada (ver nota a continuación)

Direcciones:

1. Capa de la calabaza espagueti y tomates en un tazón lo suficientemente grande para dos personas. Superior con la salsa de tomate secado al sol.

2. En el microondas, caliente el tazón durante 2 minutos en alto o hasta que se caliente.

3. Servir con dos tenedores y un montón de servilletas.

Sopa De Granos Del Paraíso

Ingredientes:

- ½ taza de zanahoria, picada finamente

- ½ cucharadita de granos recién molidos del paraíso

- ½ cucharadita de cilantro recién molido

- 2 cucharaditas de sal

- 2 cucharadas de aceite de oliva

- ½ cucharadita de comino tostado recién molido

- 1 libra de lentejas, recogidas y enjuagadas

- 1 taza de cebolla picada

- 8 tazas de caldo de pollo

- ½ taza de apio, picado

Direcciones:

1. Verter el aceite de oliva en un horno holandés a fuego medio. Saltear la cebolla, y luego agregar las zanahorias y el apio. Sazonar con sal.

2. Continúe salteando hasta que las cebollas estén flojas. Vierta el caldo de pollo. Agregue los granos del paraíso, las lentejas, el comino y el cilantro.

3. Revuelva la mezcla hasta que todos los Ingredientes: se junten. Llevar la mezcla a ebullición. Una vez que esté hirviendo, que lo haga a fuego lento hasta que las lentejas estén tiernas. Apagar el fuego

4. Dejar enfriar unos minutos antes de hacer un puré en una licuadora. Servir.

Sopa De Patata Cremosa

Ingredientes:

- ¼ taza de crema agria, grasa reducida

- 4 cucharaditas de cebollas verdes, en rodajas finas

- ½ cucharadita de sal

- ¼ cucharadita de pimienta negra molida fresca

- 2 cucharaditas de aceite de oliva

- 4 papas

- ½ taza de cebolla picada

- 2 tazas de leche baja en grasa, dividida

- 1 ¼ tazas de caldo de pollo, bajo en sodio, sin grasa

- 3 cucharadas de harina para todo uso

- ½ taza de queso cheddar, rallado

Direcciones:

1. Coloque las papas dentro del horno de microondas y caliente por 1 minuto, o hasta que estén tiernas. Dejar enfriar antes de cortar por la mitad.

2. Mientras tanto, vierta el aceite de oliva en una sartén. Una vez caliente, saltear la cebolla durante 2 minutos. Vierta el caldo de pollo.

3. En una olla, juntar la harina y la leche. Deje hervir mientras revuelve continuamente. Condimentar con sal y pimienta. Retirar del fuego, y luego agregar la crema agria.

4. Pelar las papas y triturarlas en la sopa. Adorne la sopa con cebolla verde y queso. Servir.

Sopa De Tortilla Con Queso Picante

Ingredientes:

- 4 tortillas de maíz de 6 pulgadas cortadas en tiras

- 2 tazas de papas rojas, en cubos

- 1 huevo grande, batido

- 1/3 taza de migas de pan

- ½ taza de queso, rallado

- 3 tazas de caldo de pollo

- ¼ taza de queso cheddar, rallado

- 2 tazas de agua

- 1 chile chipotle, picado

- 1 libra de solomillo

- ¾ cucharadita de sal, dividida

- 1 pimiento rojo, picado a lo largo

- 2 chiles jalapeños, cortados a lo largo

- 2 tazas de cebolla picada

- 2 orejas de maíz en la mazorca

- 1 taza de zanahorias, en rodajas

- 6 dientes de ajo, picados

- ½ taza de cilantro fresco, picado

- 1 cucharada de aceite de oliva

- Spray para cocinar

Direcciones:

1. Precaliente el asador.

2. Mientras tanto, cubra el jalapeño y los pimientos en una bandeja para hornear con la piel hacia arriba.

3. Asar durante 6 minutos hasta que se ennegrezca. Transferir los pimientos en

una bolsa. Dejar reposar durante 15 minutos. Picar los jalapeños y picar la pimienta. Cortar el maíz de las mazorcas. Dejar de lado.

4. Ponga las tiras de tortilla en la bandeja para hornear. Cubra con el spray de cocina. A la parrilla durante 3 minutos, dando vuelta una vez. Dejar de lado.

5. En un tazón, combine el solomillo molido, las migas de pan, el chile chipotle, el diente de ajo, el huevo y la sal. Batir hasta que todos los Ingredientes: se junten. Forma en albóndigas.

6. Vierta el aceite en una sartén. Una vez caliente, cocine las albóndigas hasta que se doren por completo. No llene la olla. Transfiera a un plato.

7. Agregue los dientes de ajo, la cebolla, el pimiento, las zanahorias y las papas a la sartén. Cocinar durante 5 minutos. Vierta 2 tazas de agua y caldo. Cocine hasta que todas las verduras estén tiernas.

8. Vuelve a poner las albóndigas en la sartén. Sazonar con sal. Añadir el maíz. Dejar cocer a fuego lento durante 5 minutos más.

9. Para servir, servir en tazones. Adorne con quesos y cilantrio. Servir con tiras de tortilla.

Patatas Con Chilles

Ingredientes:

- 2 cucharadas de azúcar morena

- ½ cucharadita de sal

- 2 cucharadas de aceite de oliva

- 4 camotes, en cubos

- 1 cucharadita de chile en polvo

- ¼ cucharadita de pimienta de cayena

Direcciones:

1. Precaliente el horno a 400 grados F.
2. Poner las patatas y el aceite de oliva en una bolsa con cierre.
3. Agregue el azúcar moreno, la pimienta de cayena y el chile en polvo.
4. Mezcle bien y asegúrese de cubrir todo.
5. Transfiera a la fuente para hornear.

6. Colocar dentro del horno y hornear 45 minutos sin tapar. Revuelva cada 15 minutos hasta que esté hecho.

7. Deje que se enfríe un poco antes de servir.

Llantén Cocido Con Coco Y Mango

Ingredientes:

- 1 cucharadita coco deshidratado

- ¼ cucharadita de azúcar de palma

- Agua (para ser utilizada para hervir).

- 1 mango maduro, cortado en cubitos

- 2 plátanos grandes, sin pelar

Direcciones:

1. Llene una cacerola pequeña con agua. Colocar los plátanos. Llevar a ebullición con la tapa puesta. Cocinar el plátano durante 10 minutos. Escurrir el agua. Deje que el plátano se enfríe un poco antes de pelar.

2. Rebane el plátano cocido en discos pequeños. Colocar en el plato. Adorne con arándanos y cubos de mango.

3. En un tazón pequeño, combine el azúcar y el coco. Espolvorear en la parte superior. Servir.

Guisado De Patatas Dulces

Ingredientes:

- 2 huevos, ligeramente batidos

- ¼ taza de crema

- 1 ½ cucharadita de extracto de vainilla

- ½ taza de azúcar

- 3 tazas de Patatas, en puré

- 3 cucharadas de mantequilla derretida

Para las coberturas

- ½ taza de azúcar morena

- ½ cucharadita de sal

- 1/3 taza de harina

- ½ taza de nueces, picadas

- ½ taza de nueces, picadas

Direcciones:

1. Precaliente el horno a 350 grados F.

2. Combine las patatas, la mantequilla, los huevos, la crema, el extracto de vainilla y el azúcar en un tazón. Mezclar bien.

3. Vierta la mezcla en una cazuela. Difundir de manera uniforme.

4. Combine todos los Ingredientes: topping en otro tazón Vierta sobre la mezcla de la cazuela.

5. Coloque dentro del horno y hornee por 35 minutos.

6. Retirar del fuego. Servir.

Ensalada De Verduras Y Hongos Moo Shu

Ingredientes:

- 2 cucharadas de salsa hoisin

- 1 taza de cebollas verdes, cortadas diagonalmente

- 3 cucharadas de vinagre de arroz

- 2 cucharadas. salsa de soja, baja en sodio

- 1 cucharadita de aceite vegetal

- 2 tazas de agua hirviendo

- 1 cucharadita de aceite de sésamo oscuro

- 4 tazas de repollo verde, en rodajas finas

- 1 taza de pimiento rojo, en rodajas finas

- 1 cucharada. jengibre picado

- 2 dientes de ajo, picados

- 1 ½ taza de hongos de madera seca

- 3 huevos, ligeramente batidos

Direcciones:

1. Vertir el agua hirviendo en un tazon. Añadir los hongos. Ponga a un lado, cubierto durante 30 minutos o hasta que los hongos estén blandos.

2. Cortar los hongos en tiras.

3. Mientras tanto, calentar la sartén a fuego medio. Una vez caliente, vierta los aceites vegetales y de sésamo. Agregue los huevos y cocine por 2 minutos. Transfiera los huevos cocidos a un plato. Dejar de lado.

4. Saltear el ajo y el jengibre. Cocinar durante 1 minuto. Añadir los hongos, el

repollo y el pimiento. Cocinar durante 2 minutos.

5. Agregue la cebolla, el vinagre de arroz y la salsa hoisin. Cocinar durante 1 minuto. Añadir los huevos cocidos. Servir.